BEI GRIN MACHT SICH IHR
WISSEN BEZAHLT

- Wir veröffentlichen Ihre Hausarbeit,
  Bachelor- und Masterarbeit

- Ihr eigenes eBook und Buch -
  weltweit in allen wichtigen Shops

- Verdienen Sie an jedem Verkauf

Jetzt bei www.GRIN.com hochladen und kostenlos publizieren

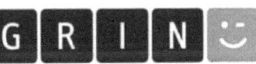

Bibliografische Information der Deutschen Nationalbibliothek:

Die Deutsche Bibliothek verzeichnet diese Publikation in der Deutschen National-
bibliografie; detaillierte bibliografische Daten sind im Internet über http://dnb.d-
nb.de/ abrufbar.

Impressum:

Copyright © 2019 GRIN Verlag
Druck und Bindung: Books on Demand GmbH, Norderstedt Germany
ISBN: 9783346122148

Dieses Buch bei GRIN:

https://www.grin.com/document/520038

Stephan Bartholomes

Wie weit geht Rehabilitation?

Gemeindenahe Beratungs-, Behandlungs- und Rehabilitationsangebote in Deutschland und der Schweiz. Eine Übersicht

GRIN Verlag

GRIN - Your knowledge has value

Der GRIN Verlag publiziert seit 1998 wissenschaftliche Arbeiten von Studenten, Hochschullehrern und anderen Akademikern als eBook und gedrucktes Buch. Die Verlagswebsite www.grin.com ist die ideale Plattform zur Veröffentlichung von Hausarbeiten, Abschlussarbeiten, wissenschaftlichen Aufsätzen, Dissertationen und Fachbüchern.

Besuchen Sie uns im Internet:

http://www.grin.com/

http://www.facebook.com/grincom

http://www.twitter.com/grin_com

Inhaltsverzeichnis

Einleitung

Die sozialpsychiatrische Versorgung umfasst alle Interventionen und Bemühungen, die auf die soziale und berufliche Integration von Menschen mit schweren psychischen Erkrankungen abzielen. Diese beinhalten neben der Akut- bzw. Krisenbehandlung auch präventive und rehabilitative Maßnahmen. Sozialpsychiatrische Pflege- und Betreuungspersonen orientieren sich im Rahmen ihrer Arbeit mit Klient*innen an den Konzepten »Empowerment« und »Recovery«. Empowerment ist als Gegenentwurf zu defizitorientierten Konzepten in den USA entstanden und fokussiert von Beginn an vorhandene Ressourcen und deren Förderung. Klient*innen werden bewusst dabei unterstützt, eigene Entscheidungen zu treffen (Knuf, 2006). Recovery (wörtliche Übersetzung: Genesung) wiederum will Klient*innen gezielt aus der Rolle als ewige Patient*innen herauslösen. Ähnlich wie bei Empowerment handelt es sich um einen personenorientierten Ansatz, der die Wahlfreiheit und Selbstbestimmung von Klient*innen achtet und ausschließlich ressourcenorientiert arbeitet. Darüberhinausgehend sieht Recovery Klient*innen auch in einer Expert*innenrolle für ihre Erkrankung und den damit einhergehenden Erfahrungen. Recovery fördert ganz gezielt den gleichberechtigten Austausch zwischen Klient*innen, Angehörigen und professionell Helfenden (Amering & Schmolke, 2007).

Bezugnehmend auf zwei im Jahr 1993 in der Zeitschrift »Sozialpsychiatrische Informationen (SI)« veröffentlichte Artikel, befasst sich die vorliegende Hausarbeit nun mit der Wiedereingliederung bzw. der Langzeitbetreuung von chronisch psychisch Erkrankten in Deutschland und in der Schweiz. Einführend in die Thematik werden zunächst relevante Informationen zu Psychiatriereformen des 20. Jahrhunderts in der BRD und der Schweiz angeführt. Es folgt eine Kurzvorstellung der Kerninhalte der beiden vorgenannten Veröffentlichungen. Im Verlauf wird die aktuelle Versorgungslandschaft in der Schweiz und in Deutschland einschließlich Nutzungsvoraussetzungen und Finanzierung

1

dargestellt. Hier wird insbesondere auf die von Hoffmann (1993) geschilderten Schweizer Angebote sowie deren deutsche Äquivalente eingegangen.

Abschließend werden die auf diese Weise in beiden Systemen identifizierten Zugangsbarrieren geschildert und die Umsetzbarkeit der beiden Konzepte Recovery und Empowerment innerhalb der geschilderten Strukturen beurteilt.

1. Historischer Hintergrund

Dieses erste Kapitel soll eine Einordnung der beiden Artikel (Kapitel 2) aus den Sozialpsychiatrischen Informationen (1993) angesichts der historischen Entwicklung ermöglichen. Hierzu wird die Geschichte der gemeindenahen Psychiatrie in der Schweiz und der BRD unter besonderer Berücksichtigung der jeweiligen Reformen kurz umrissen.

1.1 Anfänge in Deutschland

Mit der Arbeit der Psychiater Leubuscher (1822-1861), Neumann (1814-1884) und vor allem Griesinger (1817-1868) lässt sich eine soziale Orientierung der Psychiatrie mit dem Ziel einer Wiedereingliederung erkrankter Personen in Familie und Gesellschaft bereits seit etwa 1840 erkennen (Kumbier, Haack & Hoff, 2013). Dieser Ansatz erreichte zu den Zeiten der Weimarer Republik einen ersten Höhepunkt mit der »Familienpflege«. Diese Bewegung nahm jedoch mit der Machtergreifung der Nationalsozialisten ein jähes Ende. Im Fokus der NS-Gesundheitspolitik stand der »gesunde Volkskörper«, der sich lediglich durch Ausschluss und Exklusion realisieren ließ. In der Folge fielen mindestens 250 000 psychisch Erkrankte und Behinderte sogenannten »Euthanasie-Programmen« zum Opfer und es wurden bis zu 400 000 Personen zwangssterilisiert (Jütte, 2011).

Die Psychiatrie der Nachkriegsjahre war schließlich vorrangig geprägt von personellen und räumlichen Problemen in stationären Einrichtungen. Eine gemeindenahe Versorgung war keineswegs Gegenstand der Gesellschaftspolitik. Erst im Zuge der 68er-Bewegung konnte es dann erneut gelingen, öffentliche Aufmerksamkeit auf die Integration psychisch Erkrankter zu lenken (Kumbier et al., 2013). Die beiden nachfolgenden Unterkapitel beschäftigen sich mit den daraus resultierenden Psychiatriereformen in der Schweiz und der BRD. Diese Informationen sollen eine erste Einschätzung der Veröffentlichungen von Hoffmann (1993) sowie von Ott und Steinborn (1993) vor dem zeitgeschichtlichen Hintergrund ermöglichen.

1.2 Reformen in der Schweiz

Die beiden Schweizer Psychiater Luc Ciompi und Christian Müller legten 1976 eine Langzeitkatamnese zur Schizophrenie vor, aus der die Bedeutung individueller und sozialer Faktoren für die Krankheitsverläufe hervorging (Kumbier et al., 2013). Ciompi war überzeugt, dass sich die bis dato übliche Klinikbehandlung eher antitherapeutisch auf die Behandlung auswirke und eher zur Chronifizierung der Erkrankung beitrage (Hoffmann, 2008).

In Bern wurde unter Ciompis Leitung 1977 die erste Sozialpsychiatrische Universitätsklinik in Europa gegründet, deren Angebotsspektrum in Kapitel 2.1 bezugnehmend auf die Ausführungen von Hoffman (1993) ausführlicher erörtert wird. Die beiden Psychiater Battegay und Uchtenhagen gründeten 1984 gemeinsam mit Ciompi die Schweizerische Gesellschaft für Sozialpsychiatrie (SGSP), deren zentrales Anliegen die Etablierung der sozialpsychiatrischen Perspektive in Behandlung und Forschung war. Die SGSP existiert nach wie vor und setzt sich mit einem Verständnis von Sozialpsychiatrie, das sich sozialen und gesellschaftlichen Veränderungen, praktischen Erfahrungen und neuen wissenschaftlichen Erkenntnissen anpasst, für eine bio-psycho-soziale Psychiatrie ein (SGSP, 2019).

1.3 Reformen in der BRD

In der BRD entstanden Anfang der 1970er Jahre Gesellschaften und Vereine wie die »Deutsche Gesellschaft für Soziale Psychiatrie (DGSP)« und die »Aktion Psychisch Kranke (APK)« mit dem Ziel, eine grundlegende Reform in der Versorgung psychisch Erkrankter zu erreichen. Während die DGSP e. V. aus einem Zusammenschluss von Mitarbeitenden aller Berufsgruppen in der Psychiatrie entstanden ist (DGSP, 2019), handelt es sich bei der APK um einen überparteilichen Verein, der von Abgeordneten aller Fraktionen des Deutschen

Bundestages gemeinsam mit Fachleuten aus dem Bereich Psychiatrie ins Leben gerufen wurde (APK, 2019).[1]

Im Spätsommer 1975 wurde der »Bericht über die Lage der Psychiatrie in der Bundesrepublik Deutschland (Psychiatrie-Enquete)« von einer fünf Jahre zuvor beauftragten Expert*innenkommission an den deutschen Bundestag geliefert. Die bis dahin vorherrschenden Verhältnisse in den bestehenden Großkliniken beschrieb dieser Bericht als elend und menschenunwürdig (Beine, 2015). Mit der Enquete ging die dringende Empfehlung einher, diese Verhältnisse grundlegend zu reformieren. So wurde angeraten, die Bettenzahl der Großkliniken zu reduzieren und psychiatrische Abteilungen an Akutkrankenhäusern zu schaffen. Überdies wurden Forderungen nach gemeindenahen teilstationären Angeboten (z.B. Tageskliniken oder Übergangswohnheime) sowie nach einer deutlichen Ausweitung der ambulanten Dienste mit der Neuschaffung von sektorgebundenen sozialpsychiatrischen Diensten (SpDis) laut (Finzen, 2015). Diese Forderungen wurden mit regional äußerst unterschiedlichem Engagement umgesetzt. Bis heute sind sie nicht vollumfänglich verwirklicht (Beine 2015; Kumbier et al., 2013).

2. Die Veröffentlichungen aus den SI von 1993

In diesem Kapitel werden nun die beiden grundlegenden Artikel aus den »Sozialpsychiatrischen Informationen« kurz vorgestellt. Während Hoffmann (1993) von Erfahrungen aus der Schweiz berichtet, schildern Ott und Steinborn (1993) solche aus Deutschland. Zum Zeitpunkt der Veröffentlichung zeigten sich die Autor*innen für die geschilderten Projekte mitverantwortlich.

2.1 Erfahrungen aus der Schweiz

In seinem Artikel »Aspekte gemeindenaher Langzeitbetreuung chronisch psychisch Kranker« beschreibt Hoffmann (1993) die verschiedenen gemeindenahen Angebote der Sozialpsychiatrischen Universitätsklinik Bern

---

[1] Beide Vereine sind bis heute tätig und engagieren sich unverändert für eine weitere Humanisierung der psychiatrischen Versorgung.

4

(SPK). [2] Er schildert zunächst das langfristige psychiatrische Behandlungsangebot des gemeindenahen Ambulatoriums, das auf Erhalt bzw. Wiederherstellung einer größtmöglichen Autonomie seitens der Klient*innen abzielt. Weiters geht der Autor auf den »Runden Tisch« ein, der die Kontaktfähigkeit der Besucher*innen des Ambulatoriums fördere. Hierbei handelt es sich ein offenes und freiwilliges Angebot, mit weiteren Besucher*innen und Betreuenden in zwangloser Atmosphäre bei einem Kaffee ins Gespräch zu kommen. Auch haben Klient*innen einen niedrigschwelligen Zugang zur Tagesstätte, die leicht zu bewältigende Arbeitsangebote als tagesstrukturierende Maßnahmen für psychisch Erkrankte im erwerbsfähigen Alter vorhält. Sie erhalten hierfür eine geringe Entlohnung.

Hoffmann (1993) führt weiter aus, dass sich Langzeitbetreuerteams für individuell maßgeschneiderte Behandlungsangebote verantwortlich zeigen, die Klient*innen häufig über Jahre hinweg begleiten und die Versorgung koordinieren. Das Konzept dieser Betreuerteams orientiere sich sehr stark an dem des »Case Managements«.

2.2 Erfahrungen aus Deutschland

Ott und Steinborn (1993) haben an der Entstehung eines gemeindenahen Angebotes in Hamburg mitgewirkt. Die Autorinnen berichten in der Veröffentlichung »Patienten kehren zurück – das Hamburger Projekt« von ihren Erfahrungen, die sie im Zuge der Umsetzung eines Hamburger Projektes in Wohngruppen- bzw. Appartementform (Wohnhaus Hufnerstraße in Barmbek) sammeln durften. Zur Zielgruppe des Projektes gehörten insbesondere Hamburger*innen, die außerhalb von Hamburg in Großkliniken stationär langzeitbehandelt wurden. Die Autorinnen schildern hier immense Schwierigkeiten bei der Klient*innenakquise aus einer Klinik in Schleswig-Holstein, die letztlich auf die fehlende Kooperationsbereitschaft des Chefarztes zurückzuführen war. Eine Zusammenarbeit mit Angehörigen nichtärztlicher Berufsgruppen wurde abgelehnt.

---

[2] 1996 schloss sich die SPK mit der Psychiatrischen Universitätsklinik sowie der Klinik und Poliklinik für Kinder- und Jugendpsychiatrie zu den Universitären Psychiatrischen Diensten Bern (UPD) zusammen (UPD, 2019).

Weiters beschreiben Ott und Steinborn (1993) den zunächst von Fragen um Zuständigkeiten (insbesondere in Bezug auf die klinische Versorgungsverpflichtung) geprägten Start des Projektes, der letztlich jedoch im September 1991 zum Einzug der ersten Klient*innen führen konnte. Der Artikel verdeutlicht abschließend, dass das Versorgungsangebot in Hamburg zum Zeitpunkt der Veröffentlichung unverändert defizitär war und die Nachfrage nach Plätzen im Projekt die Kapazitäten deutlich überstieg.

3. Aktuelle Angebote

Eine komplette Vorstellung existierender sozialpsychiatrischer Angebote würde den Rahmen der vorliegenden Hausarbeit sprengen. In den nachfolgenden Teilkapiteln werden somit lediglich die von Hoffmann (1993) bzw. Ott und Steinborn (1993) beschriebenen Bausteine der sozialpsychiatrischen Versorgungslandschaft unter Berücksichtigung aktueller Entwicklungen vorgestellt. Überdies ist auf bestehende Gemeinsamkeiten und Unterschiede im Schweizerisch-deutschen Vergleich einzugehen.

3.1 Ambulatorien oder psychiatrische Institutsambulanzen

Bei den Schweizer Ambulatorien handelt es sich um ambulante Beratungs- und Behandlungsstellen, in denen multiprofessionelle Teams tätig sind. Zu den Angeboten eines Ambulatoriums gehören neben niedrigschwelliger Krisenintervention (die im Bedarfsfall aufsuchend erfolgt) auch Beratung von Betroffenen und Angehörigen und Konsiliardienste für somatische Kliniken. Weiters sind auch Wohn- bzw. Pflegeeinrichtungen sowie rehabilitative Angebote den Ambulatorien angeschlossen (Schweizerische Eidgenossenschaft, 2016). Bezogen auf die Rolle der Ambulatorien im Versorgungsgeschehen stellten Stocker et al. (2016) fest, dass es insbesondere in den ländlichen Regionen der Schweiz einen deutlichen Mangel an rasch zugänglichen Angeboten gibt. Ein weiterer Ausbau der Angebotsstrukturen erfolge in der Schweiz eher zögerlich.

Als deutsches Pendant zu den Ambulatorien können die psychiatrischen Institutsambulanzen (PIAs) angesehen werden. Mit der Psychiatrie-Enquete wurden für psychiatrische Fachkrankenhäuser die Voraussetzungen geschaffen, für psychisch komplex Erkrankte mit multiprofessionellem Hilfebedarf ambulant tätig zu werden (Koch-Stoecker, Driessen, Gouzoulis-Mayfrank & Pollmächer, 2016). Diese existieren neben den niedergelassenen fachärztlichen Praxen. Neben der Weiterbehandlung nach Entlassung führen die multiprofessionellen Teams der PIAs auch Beratung und Gruppenangebote durch (Clausen & Eichenbrenner, 2010), ein sehr geringer Teil der Klient*innenkontakte findet aufsuchend statt (Koch-Stoecker et al., 2016). Anders als bei den Schweizer Ambulatorien sind Wohn- und Pflegeeinrichtungen nicht regelhaft an Institutsambulanzen angeschlossen.

Da PIAs in der Bedarfsplanung der ambulanten Psychotherapie und nicht der Psychiatrie zugerechnet werden, entziehen sie sich dem Einfluss der Kassenärztlichen Vereinigungen sowie der Zulassungsausschüsse (Mayer-Amberg, 2019). In der Folge werden psychisch Erkrankte in den ländlichen Regionen Deutschlands noch eher von Institutsambulanzen als von fachärztlichen Praxen erreicht, da nicht selten die Wege in die Praxen zu weit sind (Spengler, 2012).

3.2 Weitere Kontakt- und Beratungsangebote

Sowohl in Deutschland als auch in der Schweiz existieren zahlreiche Kontakt- und Beratungsangebote, die unterschiedlich spezialisiert sind. Im Rahmen dieser Hausarbeit kann aufgrund der Fülle der Angebote lediglich eine exemplarische Darstellung unter Bezugnahme auf den von Hoffmann (1993) geschilderten »runden Tisch« erfolgen.

Neben den bereits angeführten Ambulatorien existieren in der Schweiz Kontakt- und Beratungsangebote, die kantonal sehr unterschiedlich ausgeprägt sind. Sie reichen von der anonymen telefonischen Beratung (z.B. Pro Mente Sana) über Online-Beratung und institutionelle Beratungsstellen (z.B. von der Stiftung Rheinleben in Basel) bis hin zu tagesstrukturierenden Maßnahmen in Tageszentren (z.B. am ZPPA Aarau) und Beratung durch mobile Dienste in der Psychiatrie (Stocker, Jäggi, Legler & Künzi, 2018). Ein Überblick über die bestehenden Angebote kann beispielsweise auf der Internetplattform www.wie-gehts-dir.ch abgerufen werden.

In Deutschland wiederum bilden die sogenannten »Sozialpsychiatrischen Dienste (SpDis)«, die psychisch Erkrankten und deren Umfeld zur Verfügung stehen, einen Teil des öffentlichen Gesundheitsdienstes. Diese sind nicht als reine Beratungsstellen anzusehen. Zu den Aufgaben der SpDis gehören neben niedrigschwelliger Beratung auch Betreuung, Krisenintervention bis hin zur Unterbringung im Notfall, Koordination von Einzelfallhilfen sowie Netzwerkarbeit. Klient*innen werden häufig von anderen Stellen an den SpDi verwiesen oder dort gemeldet. Darauf folgt eine weitere Klärung durch Gesprächs- und Beziehungsangebote, die teilweise aufsuchenden Charakter haben (Clausen & Eichenbrenner, 2010; Ujeyl & Rössler, 2019). Die SpDis unterscheiden sich regional teilweise sehr deutlich hinsichtlich Organisation, Personalausstattung und Befugnissen (Ujeyl & Rössler, 2019). Während es sich in einigen Bundesländern bei den SpDis meist um den Gesundheitsämtern angegliederte Dienststellen handelt, befinden diese sich in Baden-Württemberg und Bayern in Trägerschaft der freien Wohlfahrtspflege (Obert & Plößl, 2014).

In unterschiedlicher Trägerschaft halten überdies psychosoziale Kontakt- und Beratungsstellen ein niedrigschwelliges Angebot mit zumeist werktäglichen Öffnungszeiten vor. Hierbei handelt es sich um Anlaufstellen mit einem beziehungsfördernden Milieu. Mit dem Besuch einer Kontakt- und Beratungsstelle gehen Klient*innen keinerlei Verpflichtung ein. Das Beratungsangebot wird meist durch Gruppenaktivitäten (z.B. Freizeitgestaltung, Sport, Kochen) ergänzt (Kallert et al., 2017).

Weitere Beratungsstellen sind ebenfalls an der Versorgung beteiligt, die sich häufig auf eine bestimmte Klientel (z.B. Sucht, Gerontopsychiatrie) spezialisiert haben. Insbesondere in der Beratung zu Rehabilitations- und Teilhabeleistungen (wie z.B. Tagesstätten oder betreute Wohnformen, Kapitel 3.3 und 3.4) sieht das neue Bundesteilhabegesetz (BTHG) ganz im Sinne von Recovery den Einsatz von Betroffenen vor (Bundesministerium für Arbeit und Soziales, 2018). In den angeführten Bereichen findet sich in ländlichen Regionen noch ein deutlicher Mangel (Misek-Schneider, 2013).

3.3 Tagesstätten

In regional unterschiedlicher Ausprägung existieren in Deutschland ebenso wie in der Schweiz Tagesstätten. Diese befinden sich in uneinheitlicher Trägerschaft und sprechen jeweils eine bestimmte Klientel an. Bei verbindlichen Anwesenheitszeiten bieten Tagesstätten Beschäftigungsangebote für eine feste Gruppe psychisch Erkrankter an (Kallert et al., 2017). Je nach Hilfebedarf der Klient*innen finden sich hier sowohl Angebote zur Teilhabe am Leben in der Gemeinschaft, zur Teilhabe am Arbeitsleben oder der Hilfe zur Pflege (Clausen & Eichenbrenner, 2010).

Die von Hoffmann (1993) vorgestellte Tagesstätte bietet Leistungen zur Teilhabe am Leben in der Gemeinschaft sowie zur Teilhabe am Arbeitsleben an [3]. Vergleichbare Institutionen existieren sowohl in Deutschland als auch in der Schweiz. Neben einem alltagspraktischen Programm (z.b. Kochen, Einkaufen, Textilpflege) offerieren sie den Klient*innen ergotherapeutische Angebote zur gemeinsamen Freizeitgestaltung. Weiters finden sich arbeitstherapeutische Programme mit Zuverdienstmöglichkeiten zur weiteren Hinführung in die berufliche Rehabilitation (Kallert et al., 2017; UPD, 2019). Kritisch wird von Richter, Hertig und Hoffmann (2016) angemerkt, dass im Bereich der beruflichen Rehabilitation ein eher konventioneller Stufenleiteransatz vorherrscht. Einerseits sehe dieser zwar eine Kette von Einrichtungen vor, die je nach Indikation als Startpunkt für eine weitere Entwicklung dienen solle. Andererseits sei eine Entwicklung jedoch selten erkennbar und die Klient*innen würden nur allzu oft auf der jeweiligen Stufe dauerhaft verharren.

---

[3] Diese Tagesstätte existiert heute mit drei Dependancen in Trägerschaft der UPD.

3.4 Betreute Wohnformen

Zu den von Hoffmann (1993) sowie von Ott und Steinborn (1993) geschilderten Angeboten zählten auch betreute Wohnformen[4]. In diesem Bereich ist sowohl in Deutschland als auch in der Schweiz ebenfalls ein Stufenleiteransatz (stationäre Behandlung, Wohnheim, Wohngemeinschaft, betreutes Einzelwohnen) mit den bereits in Kapitel 3.3 angemerkten Kritikpunkten erkennbar (Richter et al., 2016). In beiden Ländern können Versorgungslücken in ländlichen Gebieten festgestellt werden (Brieger, Weig, Bräuning-Edelmann, Schubert & Stengler, 2017; Guggenbühl, Ettlin & Ruflin, 2012). Diese Hilfen werden erst nach einem aufwendigen Antragsverfahren zur Klärung der Kostenübernahme gewährt. Damit einhergehend ist die »Hilfeplanung« (Deutschland) oder die »Auftragsklärung« (Schweiz). Hierbei handelt es sich um Instrumente zur Beurteilung des Unterstützungsbedarfes von Menschen mit Beeinträchtigung. Beide Instrumente stellen die Defizite der Klient*innen in den Mittelpunkt und berücksichtigen vorhandene Ressourcen nur am Rande (Knuf, 2006; OECD, 2014).

Kallert et al. (2017) beschreiben eine Ausdifferenzierung, die im Bereich der betreuten Wohnformen stattgefunden hat. Die Unterstützungsangebote unterscheiden sich besonders deutlich in Bezug auf deren Größe und die Betreuungsintensität. Während in Wohnheimen rund um die Uhr eine betreuende Person anwesend ist, werden Wohngemeinschaften von Fachpersonal regelmäßig (bei Bedarf täglich) zur Betreuung und Begleitung in lebenspraktischen Fragen besucht. Bei einem geringen Betreuungsbedarf kann die Förderung der Klient*innen in der eigenen Wohnung (betreutes Einzelwohnen, Kurzform: BEW oder BeWo) erfolgen (Misek-Schneider, 2013; Stengler et al., 2015).

---

[4] Das Wohnhaus Hufnerstraße existiert nach wie vor als sozialpsychiatrisches Angebot der Stiftung »Das Rauhe Haus« im Wohngruppenformat (Rauhes Haus, 2019). In Bern bieten die UPD mehrere, individuell anpassbare Angebote nach dem Stufenleiteransatz im Bereich Wohnen an (UPD, 2019).

4. Finanzierung gemeindenaher Angebote

Um die vorherrschenden Bedingungen der sozialpsychiatrischen Versorgung in Deutschland und der Schweiz angemessen einzuschätzen, scheint ein Vergleich der beiden Finanzierungssysteme gemeindenaher Angebote angebracht. Es erscheint zielführend, eine Gegenüberstellung der beiden Systeme insbesondere nach der Konkordanzmethode (the most dissimular systems design) vorzunehmen. Allgemein wird dabei das Auftreten bestimmter Phänomene unter divergierenden Rahmenbedingungen untersucht (Beil-Hildebrand, 2011). Nachfolgend sollen denkbare Zugangsbarrieren, die nicht zuletzt aus den unterschiedlichen Finanzierungsbedingungen resultieren, identifiziert werden.

4.1 Finanzierung in der Schweiz

Die Schweiz verfügt laut OECD (2012) über ein sehr leistungsfähiges und flexibles Gesundheitswesen. Kennzeichnend hierfür ist sein föderaler Aufbau. Erst seit 1996 wird seitens der Regierung für die Bereiche der Kranken-, Unfall- und Invalidenversicherung sowie des öffentlichen Gesundheitswesens ein Rahmen vorgegeben, innerhalb dessen sich die einzelnen Kantone und Gemeinden als ausführende Instanzen bewegen (OECD, 2012; Zhou & Gerber-Grothe, 2013).

Es besteht für die gesamte Bevölkerung eine Versicherungspflicht in der sogenannten obligatorischen Krankenpflegeversicherung (OKPV). Es existieren zahlreiche, privatrechtlich organisierte Versicherungen. Zu versichernde Personen können zwischen den kantonal sehr unterschiedlich angebotenen Versicherungen frei wählen. Für die Versicherungen besteht ein Kontrahierungszwang ohne eine vorherige Überprüfung des Gesundheitszustandes der zu versichernden Person. Die Finanzierung der OKPV erfolgt mittels einkommensunabhängiger Kopfpauschalen, die jährlich kantonal festgesetzt werden und von Kanton zu Kanton teilweise erheblich variieren. Es wird mit der Kopfpauschale keine Vollversicherung abgeschlossen, vielmehr werden bei Inanspruchnahme von Gesundheitsleistungen Zuzahlungen fällig. Einkommensschwache Personen, zu denen insbesondere chronisch psychisch Erkrankte häufig gehören, können eine sogenannte »Prämienverbilligung« als Unterstützung vom jeweiligen Kanton erhalten, die teilweise vom Bund mitgetragen wird (Schölkopf & Pressel, 2014). Ergänzend können Privatversicherungen, die für zusätzliche Gesundheitsleistungen beansprucht werden können, abgeschlossen werden (OECD, 2012). Zu den in den vorangegangenen Kapiteln erörterten sozialpsychiatrischen Angeboten, die über die OKPV finanziert werden, gehören die medizinisch-pflegerischen Behandlungsmaßnahmen im Ambulatorium. Weiters erfolgt nach Stocker et al. (2018) die Finanzierung eines Großteils der mobilen Dienste (wie z.b. der aufsuchenden Krisenintervention durch Ambulatorien) in der Psychiatrie über die OKPV.

Alle Arbeitnehmer*innen gehören zur Invalidenversicherung (IV), zur Alters- und Hinterlassenenversicherung (AHV) sowie zur Unfallversicherung (UV). Die Beiträge sind einkommensabhängig und werden anteilig von Unternehmen und Beschäftigten getragen (Zhou & Gerber-Grothe, 2013). Anspruch auf Leistungen aus der IV haben Versicherte»..., *die wegen eines Gesundheitsschadens in ihrer Erwerbstätigkeit oder in ihrem bisherigen Aufgabenbereich teilweise oder ganz eingeschränkt sind*« (AHV & IV, 2018, S.3). Die IV tritt als Kostenträgerin für die in Kapitel 3.3 beschriebenen Tagesstätten in Erscheinung, eine Klärung der Kostenübernahme erfolgt im Vorfeld durch die Mitarbeitenden der Einrichtung.

Neben der IV sind AHV und UV mit unterschiedlichen Anteilen an der Finanzierung der mobilen Dienste in der Psychiatrie beteiligt (Stocker et al., 2018). Die in Kapitel 3.4 geschilderten betreuten Wohnangebote sind ebenfalls mischfinanziert über die vorab genannten Sozialversicherungszweige sowie die OKPV, so dass auch hier im Vorfeld der Leistungserbringung eine Klärung der Kostenübernahme zu erfolgen hat.

Als weitere Kostenträger treten die Kantone (ggf. mit Unterstützung des Bundes) in Erscheinung. So finanzieren sie beispielsweise nach einer »Kostengutsprache« (Zusage der Kostenübernahme) bei nicht IV-Versicherten den Besuch einer Tagesstätte und übernehmen bestimmte Posten der betreuten Wohnformen (OECD, 2014).

Letztlich werden die Beratungsangebote sowohl von Leistungserbringern gemacht und mit den genannten Kostenträgern abgerechnet als auch von Stiftungen (z.B. Pro Mente Sana, Stiftung Rheinleben) unter anderem über Spenden und ehrenamtliches Engagement finanziert.

4.2 Finanzierung in Deutschland

In Deutschland gewährleistet die Sozialversicherung als Pflichtversicherung die soziale Sicherung, die in den Sozialgesetzbüchern (SGB) I bis XII festgeschrieben ist.

Die gesetzliche Krankenversicherung (GKV, SGB V) ist durch gesetzliche Krankenkassen organisiert, zwischen denen Versicherte frei wählen können. Bis zu einem Einkommen von 60 750 € (sog. Versicherungspflichtgrenze, Stand 2019) sind Arbeitnehmer*innen in der GKV pflichtversichert. Überdies sind Rentner*innen, Arbeitslose und weitere Sozialleistungsbezieher*innen pflichtversichert. Überschreitet das Einkommen für einen Zeitraum von mehr als einem Jahr die Versicherungspflichtgrenze, sind abhängig Beschäftigte versicherungsfrei. In diesem Fall können sie zwischen einer freiwilligen Mitgliedschaft in der GKV und einem Wechsel zur privaten Krankenversicherung (PKV) wählen. Während Familienangehörige in der GKV beitragsfrei mitversichert sind, ist dies in der PKV nicht vorgesehen (Schölkopf & Pressel, 2014).

Die Finanzierung der GKV wird durch einkommensabhängige Beiträge der Versicherten sichergestellt (derzeit 14,6 % vom Bruttolohn). Diese Beiträge werden von Arbeitgeber*innen und Arbeitnehmer*innen zu gleichen Anteilen entrichtet. Neben einem Steuerzuschuss fließen diese Beiträge in den Gesundheitsfonds und werden den Krankenkassen unter Berücksichtigung der unterschiedlichen Risikostruktur der Versicherten zugewiesen. Reichen die Zuweisungen nicht aus, um die voraussichtlichen Ausgaben einer Krankenkasse zu decken, wird ein kassenindividueller Zusatzbeitrag erhoben (Bundesministerium für Gesundheit, 2019).

Zu den Leistungen, die von GKV und PKV abgedeckt werden, gehören die Behandlung in den PIAs nebst dort verordneter Medikation sowie ärztlich verordnete ambulante Krankenpflege. GKV-Versicherte müssen für Heil- und Hilfsmittel sowie für ambulante Krankenpflege Zuzahlungen bis zu einer Höhe von zwei Prozent vom Bruttohaushaltseinkommen entrichten. Für chronisch Erkrankte liegt diese Grenze bei einem Prozent. Für Empfänger*innen von Sozialleistungen erfolgt die Berechnung auf Grundlage der Regelleistung des jeweiligen Jahres (Bundesministerium für Gesundheit, 2019; Schölkopf & Pressel, 2014).

Weitere Zweige der Sozialversicherung (in denen Arbeitnehmer*innen pflichtversichert sind) sind Arbeitslosenversicherung (AV, SGB III), Rentenversicherung (RV, SGB VI), Unfallversicherung (UV, SGB VII) sowie Pflegeversicherung (PV, SGB XI).

Die in Kapitel 3.3 angeführten Tagesstätten werden je nach Angebot unterschiedlich finanziert. Niedrigschwellig arbeitende Tagesstätten werden meist durch Kommunen und Landkreise bezuschusst (Brieger et al., 2017; Obert & Plößl, 2014). Die meisten Tagesstätten arbeiten jedoch mit personenbezogener Zuweisung und es fallen relativ hohe individuelle Betreuungskosten an. Diese können bei vorliegendem Bedarf und Erfüllung der Anspruchsvoraussetzungen im Rahmen der Eingliederungshilfe (Sozialhilfe, SGB XII) finanziert werden. Hierzu ist ein Antrag auf Kostenübernahme beim örtlichen Sozialhilfeträger zu stellen. Da es sich bei der Eingliederungshilfe um eine nachrangige Leistung handelt, kann der Besuch einer Tagesstätte für Klient*innen und deren Angehörige bei Überschreiten von bestimmten Einkommensgrenzen zur Zahlung von Kostenbeiträgen führen (Clausen & Eichenbrenner, 2010; Obert & Plößl, 2014). Weitere Einrichtungen in der beruflichen Rehabilitationskette wie Berufsbildungs- und Berufsförderwerke oder Werkstätten für behinderte Menschen werden über Rentenversicherung (SGB VI), Unfallversicherung (SGB VII) und Sozialhilfe (SGB XII) getragen (Brieger et al. 2017; Misek-Schneider, 2013). Weitere potenzielle Kostenträger für gezielte Maßnahmen der beruflichen Eingliederung sind die ARGEn (Jobcenter) nach dem SGB II sowie die Arbeitsagenturen nach dem SGB III.

Betreute Wohnformen werden bei vorliegendem Bedarf und Erfüllung der Anspruchsvoraussetzungen zumeist über die Eingliederungshilfe nach dem SGB XII durch den örtlichen Sozialhilfeträger finanziert. Auch hier ist die Nachrangigkeit dieser Leistung zu beachten, so dass möglicherweise Eigenanteile aus Vermögen oder Einkommen von Klient*innen und deren Angehörigen zu entrichten sind. Stationäre Einrichtungen, die im Rahmen der Eingliederungshilfe finanziert werden, haben einen klaren Rehabilitationsauftrag. Leben Klient*innen mit Pflegegrad in einer solchen Einrichtung, beteiligt sich die Pflegeversicherung nach SGB XI lediglich mit einem Pauschalbetrag (Clausen & Eichenbrenner, 2010; Stengler et al., 2015).

Seit 2017 erfährt die Eingliederungshilfe nach SGB XII mit dem BTHG eine stufenweise Reform. So wird sie zum 01.01.2020 aus der Sozialhilfe herausgelöst und ins SGB IX überführt. Sukzessiv wurden und werden die Einkommens- und Vermögensfreibeträge von Betroffenen angehoben, ab 2020 sind Eheleute untereinander nicht mehr unterhaltspflichtig. Weiters wurde 2018 das Antragsverfahren deutlich verschlankt. Ein einzelner Antrag ist seither ausreichend, um ein kostenträgerübergreifendes Prüfverfahren für die Rehabilitationsbereiche Wohnen und Arbeiten in Gang zu setzen (Bundesministerium für Arbeit und Soziales, 2018).

Abschließend ist noch auf die Finanzierung der geschilderten Beratungsangebote aus Kapitel 3.2 einzugehen. Sowohl die SpDis als auch die Kontakt- und Beratungsstellen werden aus Steuermitteln finanziert und stehen kostenfrei zur Verfügung. Weitere Beratungsstellen, die sich auf eine bestimmte Klientel spezialisiert haben, sind häufig bei Trägern der freien Wohlfahrtspflege angesiedelt.

5. Schlussfolgerungen

Sowohl in Deutschland als auch in der Schweiz können die vorgestellten sozialpsychiatrischen Angebote als äußerst heterogen und fragmentiert charakterisiert werden. Es finden sich sowohl Anbieter, die eine breite Angebotspalette bereithalten, als auch solche, die sich auf einen bestimmten

Bereich spezialisiert haben. Dieses sogenannte »Baukastensystem« zielt darauf ab, für jede individuelle Problemlage eine passgenaue Einzelfalllösung bereit zu halten (Brieger et al., 2017). Mit diesem System kann jedoch auch eine ausgeprägte Schnittstellenproblematik mit häufigen Wechseln der Bezugspersonen einhergehen. Auf diese Weise zeigt sich der Aufbau einer tragfähigen Beziehung zwischen Klient*in und Pflege-/ Betreuungspersonal deutlich erschwert (Schädle-Deininger, 2008).

Sowohl in der Schweiz als auch in Deutschland scheinen ländliche Regionen eine eher geringe Angebotsdichte mit teilweise eingeschränkter Erreichbarkeit aufzuweisen. Weiters kann vermutet werden, dass (insbesondere für psychisch komplex Erkrankte) eine Inanspruchnahme durch die ausgeprägte »Kommstruktur« der vorgestellten Dienste erschwert ist. Diese strukturellen Gegebenheiten setzen voraus, dass Klient*innen sich mit ihrem Hilfebedarf auseinandersetzen und sich aktiv auf die Angebote zubewegen. Nur vereinzelte Anbieter*innen (wie z.B. die SpDis oder Teilangebote der UPD in der Schweiz) können ohne eine vorherige Klärung der Kostenübernahme aufsuchend arbeiten um Klient*innen ein Ankommen im Hilfesystem zu erleichtern.

Die Gesundheitssysteme in Deutschland und der Schweiz unterscheiden sich hinsichtlich ihrer Finanzierung maßgeblich. Dennoch gehen Behandlungen, die über die GKV bzw. die PKV in Deutschland sowie die OKPV in der Schweiz abgerechnet werden, für Klient*innen in beiden Ländern mit Zuzahlungen einher. Dieser Sachverhalt kann vornehmlich für einkommensschwache Personen durchaus einen Grund darstellen, sich nicht oder nur zeitverzögert behandeln zu lassen.

Rehabilitative Angebote in den Bereichen Wohnen und Arbeiten können unter bestimmten Voraussetzungen ebenfalls zu Zahlungsverpflichtungen führen, so dass finanzielle Aspekte auch an dieser Stelle ein Hindernis für eine Inanspruchnahme darstellen. Zusätzlich sind diese Angebote mit aufwendigen Antragsformalitäten zur Klärung der Kostenübernahme im Vorfeld der Hilfeleistung verbunden. Gerade zu Beginn einer Zusammenarbeit kann dieser bürokratische Aufwand als hinderlich bewertet werden, da er nicht selten Misstrauen und Zweifel seitens der Klient*innen schürt und zum Kontaktabbruch führen kann (Knuf, 2006). Weiters erfolgen Antragsstellung und Kostenzusage defizitorientiert. Eine zielführende Zusammenarbeit im Sinne von Empowerment und Recovery kann jedoch nur unter Einbeziehung und gezielter Förderung vorhandener Ressourcen gelingen. In beiden Ländern herrscht in den rehabilitativen Bereichen Wohnen und Arbeiten ein Stufenleiteransatz vor, der von Kritiker*innen als eher entwicklungshemmend bewertet wird (Richter et al., 2016).

Für die Erfassung des individuellen Unterstützungsbedarfs sowie für die Entwicklung und Installation passgenauer Hilfen ist ein leicht verfügbares und kompetentes Beratungsangebot von hoher Bedeutung (Brieger et al., 2017). Die Beratungsangebote sind jedoch in komplexer und regional unterschiedlicher Form verfügbar. Die deutschen Angebote sind nach Kallert et al. (2017) selbst für Fachleute kaum mehr zu überblicken. In der Schweiz zeigt sich ein ähnliches Bild. In der Folge stellt sich die Frage, ob die Angebote ihre Zielgruppe auch tatsächlich erreichen können.

6. Ausblick

Zahlreiche Projekte streben derzeit an, die geschilderten Fallstricke der sozialpsychiatrischen Infrastruktur zu minimieren. Hinsichtlich der Finanzierungsmodalitäten konnten aufgrund der föderalen Strukturen in der Schweiz und in Deutschland[5] keine weiteren Vorhaben konstatiert werden.

In diesem letzten Kapitel sollen nun einige Konzepte nebst ihrer denkbaren Wirkung auf die identifizierten Zugangsbarrieren vorgestellt werden. Zu den bekanntesten dieser Konzepte gehört das »Home Treatment«. Im angelsächsischen Raum ist Home Treatment bereits seit 15 Jahren weit verbreitet. Das Konzept sieht die Durchführung einer mit der stationären Akutbehandlung vergleichbaren Versorgung in der Häuslichkeit der Klient*innen

---

[5] An dieser Stelle sind Vorhaben gemeint, die über die geschilderten Reformen im Zuge des BTHG hinausgehen.

vor. Eine Kontinuität der Pflegenden und Betreuenden wird angestrebt. Unter engmaschigem Einbezug der ambulanten Bezugspersonen können so Schnittstellen verringert werden (Wyder, Fawcett, Hepp, grosse Holtforth & Stulz, 2018). Home Treatment vermag die Kommstruktur zu überbrücken und scheint ebenfalls geeignet, eine Versorgung in ländlichen Gebieten deutlich aufzuwerten (Petersen, 2012). In Deutschland ist eine entsprechende Versorgung seit Anfang 2018 als »Stationsäquivalente Behandlung« grundsätzlich nach SGB V abrechenbar, wird jedoch ähnlich wie in der Schweiz[6] eher verhalten umgesetzt (DGSP & DVGP, 2018; SRF, 2018).

Ein weiteres Konzept, dass auf die Vermeidung personeller Wechsel und die Reduktion von Schnittstellen hinwirkt, ist das »Betreute Wohnen in Familien (BWF)«. Es geht auf die »Familienpflege« der Weimarer Republik zurück und zielt klar auf eine Herstellung von Betreuungskontinuität ab. Klient*innen leben hier in Gastfamilien, die den kompletten Hilfebedarf abdecken. Nicht zuletzt aufgrund uneinheitlicher Finanzierungsstrukturen ist BWF weder in Deutschland noch in der Schweiz flächendeckend verfügbar (Konrad, 2016; Verein für Sozialpsychiatrie e.V., 2019).

In den Rehabilitationsbereichen existieren Konzepte, die das gängige Stufenleitersystem umgehen und so neue Impulse setzen. Im Bereich Arbeit ist hier die »Unterstützte Beschäftigung (Supported Employment)« anzuführen. Im Rahmen von Supported Employment führen schwerbehinderte Klient*innen direkt eine Tätigkeit in einem nicht beschützten beruflichen Zusammenhang aus und erhalten dabei professionelle Unterstützung. Interventionsstudien konnten zeigen, dass dieser Ansatz gegenüber dem traditionellen Stufenleiteransatz bessere Outcomes liefert. Er ist sowohl in Deutschland als auch in der Schweiz inzwischen Teil der Sozialgesetzgebung, die Umsetzung mit psychisch Erkrankten ist jedoch durchaus noch ausbaufähig (Richter et al., 2016; Supported Employment Schweiz, 2019; Waldenburger, 2018). Das entsprechende Pendant im Bereich des Wohnens ist dahingegen in beiden Ländern kaum verbreitet. Es bezieht sich auf den US-amerikanischen Ansatz »Housing first« und kommt aus

---

[6] Entsprechende Angebote gibt es lediglich in Luzern, Zürich, Genf und im Aargau (SRF, 2018).

der Obdachlosenhilfe. Insbesondere Obdachlose oder von Obdachlosigkeit Bedrohte mit psychischen Erkrankungen werden hier direkt und ohne vorangegangene Trainingsmaßnahmen in einer Einzelwohnung platziert. In Deutschland und in der Schweiz existieren einzelne Programme, die den Stufenleiteransatz auf diese Weise umgehen. Forschungsergebnisse hinsichtlich der rehabilitativen Ergebnisse dieser Maßnahmen stehen noch aus (Richter et al., 2016; Verein für Gassenarbeit Schwarzer Peter, 2018).

Eine bessere Vernetzung von Leistungsträger*innen und –erbringer*innen sowie die Zugangserleichterung für Klient*innen ist in beiden Ländern unverändert Gegenstand sozialpolitischer Reformen. Hier sei beispielhaft auf die kostenträger- und angebotsübergreifende Fallführung nach dem neuen BTHG in Deutschland hingewiesen (Bundesministerium für Arbeit und Soziales, 2018). In der Schweiz verfügen einige Kantone für schwer erreichbare Klientel über ein integriertes Case Management in der Psychiatrie (Guggenbühl et al., 2012).

Die vorab geschilderten Konzepte präsentieren sich insgesamt lebensweltnah und orientieren sich klar an den Präferenzen der Klient*innen (Konrad, 2016; Richter et al., 2016; Wyder et al., 2018). Bislang konnten sie sich zwar noch nicht fest in der Versorgungslandschaft etablieren, scheinen jedoch äußerst vielversprechend hinsichtlich eines denkbaren Abbaus der diskutierten Zugangsbarrieren.

Quellen

AHV & IV (2018). *Leistungen der Invalidenversicherung.* Verfügbar unter: https://www.ahv-iv.ch/p/4.01.d [14.07.2019]

Amering, M. & Schmolke, M. (2007). *Recovery. Das Ende der Unheilbarkeit.* Bonn: Psychiatrieverlag.

APK (2019). *Über die Aktion Psychisch Kranke e.V.* Verfügbar unter: https://www.apk-ev.de/ueber-die-apk/uebersicht [24.06.2019]

Beil-Hildebrand, M. (2011). Gesundheitswesen und –politik im internationalen Vergleich. In H. Kunhardt (Hrsg.), *Systemisches Management im Gesundheitswesen.* (S. 11-25). Wiesbaden: Gabler.

Beine, K.-H. (2015). Die Forderungen sind noch nicht erfüllt. 40 Jahre Psychiatrie-Enquete: von heute aus gesehen. *Blätter der Wohlfahrtspflege, 162*(2), 50-53. DOI: 10.5771/0340-8574-2015-2-50

Brieger, P., Weig, W., Bräuning-Edelmann, M., Schubert, M. & Stengler, K. (2017). Psychiatrische Rehabilitation. In H.-J. Möller, G. Laux & H.-P. Kapfhammer (Hrsg.), *Psychiatrie, Psychosomatik, Psychotherapie* (5. Aufl., S. 1271-1284). Berlin: Springer.

Bundesministerium für Arbeit und Soziales (2018). *Häufige Fragen zum Bundesteilhabegesetz.* Verfügbar unter: https://www.bmas.de/SharedDocs/Downloads/DE/PDF-Schwerpunkte/faq-bthg.pdf?__blob=publicationFile&v=19 [10.08.2019]

Bundesministerium für Gesundheit (2019). *Finanzierungsgrundlagen der gesetzlichen Krankenversicherung.* Verfügbar unter: https://www.bundesgesundheitsministerium.de/finanzierung-gkv.html [23.07.2019]

Clausen, J. & Eichenbrenner, I. (2010). *Soziale Psychiatrie. Grundlagen, Zielgruppen, Hilfeformen.* Stuttgart: Kohlhammer.

DGSP & DVGP (2018). *Home Treatment in Deutschland. Gemeinsame Stellungnahme.* Verfügbar unter: https://www.dvgp.org/fileadmin/user_files/dachverband/dateien/Intranet/Stellung nahmen/Stellungnahme_Hometreatment_der_DGSP_und_DVGP.pdf [03.08.2019]

DGSP (2019). *Die DGSP stellt sich vor.* Verfügbar unter: https://www.dgsp-ev.de/ueber-uns/die-dgsp-stellt-sich-vor.html [24.06.2019]

Finzen, A. (2015). Der lange Weg zu einer besseren Hilfe. *Blätter der Wohlfahrtspflege, 162*(2), 43-46. DOI: 10.5771/0340-8574-2015-2-43

Guggenbühl, L., Ettlin, R. & Ruflin, R. (2012). *Zukunft Psychiatrie. Kantonale Psychiatriekonzepte und ihre Umsetzung. Eine Bestandsaufnahme.* Bern: Bundesamt für Gesundheit.

Hoffmann, H. (1993). Aspekte gemeindenaher Langzeitbetreuung chronisch psychisch Kranker. Das Ambulatorium der Sozialpsychiatrischen Universitätsklinik Bern. *Sozialpsychiatrische Informationen, 23*(3), 33-41.

Hoffmann, H. (2008). Soteria - Atmosphäre als Therapeutikum in der Schizophreniebehandlung. In S. Debus & R. Posner (Hg.). *Atmosphären im Alltag. Über ihre Erzeugung und Wirkung.* S. 15 - 41. Bonn: Psychiatrieverlag.

Jütte, R. (2011). *Medizin und Nationalsozialismus: Bilanz und Perspektiven der Forschung.* Göttingen: Wallstein.

Kallert, T., Gühne, U., Harter, C., Lang, F. U., Puschner, B., Riedel-Heller, S. G. et al. (2017). Versorgungsstrukturen in der Psychiatrie. In H.-J. Möller, G. Laux & H.-P. Kapfhammer (Hrsg.), *Psychiatrie, Psychosomatik, Psychotherapie* (5. Aufl., S. 1285-1319). Berlin: Springer.

Knuf, A. (2006). *Empowerment in der psychiatrischen Arbeit.* Bonn: Psychiatrie-Verlag.

Koch-Stoecker, S., Driessen, M., Gouzoulis-Mayfrank, E. & Pollmächer, T. (2016). Struktur und Tätigkeitsspektrum der Psychiatrischen Institutsambulanzen in Deutschland. *Psychiat Prax 2016, 43,* 129-130. DOI: 10.1055/s-0042-102862

Konrad, M. (2016). Betreutes Wohnen in Familien – Vernachlässigte Alternative zur Heimversorgung für schwer psychisch erkrankte Menschen. *Psychiat Prax 2016, 43,* 239-241. DOI: 10.1055/s-0042-109641

Kumbier, E., Haack, K. & Hoff, P. (2013). Soziale Psychiatrie: Historische Aspekte ihrer Entwicklung in Deutschland und in der Schweiz. In W. Rössler & W. Kawohl (Hrsg.). *Soziale Psychiatrie. Das Handbuch für die psychosoziale Praxis. Band 1: Grundlagen.* Stuttgart: Kohlhammer.

Mayer-Amberg, N. (2019). Die kassenärztliche Vereinigung und ihre Rolle in der Steuerung der psychiatrisch-psychotherapeutischen Versorgung psychisch kranker Menschen. In A. Bramesfeld, M. Koller & H.-J. Salize (Hrsg.). *Public Mental Health. Steuerung der Versorgung für psychisch kranke Menschen.* (S. 189 – 205). Bern: Hogrefe.

Misek-Schneider, K. (2013). Sozialpsychiatrisches Denken und Handeln und die Versorgung psychisch kranker Menschen in der Gemeinde. In A. Trost & W. Schwarzer (Hrsg.). *Psychiatrie, Psychosomatik und Psychotherapie für psychosoziale und pädagogische Berufe.* (5. erw. & akt. Aufl., S. 505-530). Dortmund: Borgmann.

Obert, K. & Plößl, I. (2014). Wo gibt es Hilfe? Das Versorgungssystem für psychisch kranke Menschen. In BApK (Hrsg.). *Mit psychischer Krankheit in der Familie leben. Rat und Hilfe für Angehörige.* (5., akt. & erw. Aufl., S. 173-215). Köln: Balance

OECD (2012). *OECD-Berichte über Gesundheitssysteme. Schweiz 2011.* Paris: OECD.

OECD (2014). *Santé mental et emploi: Suisse.* Paris: OECD.

Ott, B. & Steinborn, P. (1993). Patienten kehren zurück – das Hamburger Projekt. *Sozialpsychiatrische Informationen, 23*(3), 41- 46.

Petersen, H.-P. (2012). Lieber daheim....Hometreatment als Baustein psychiatrischer Regelversorgung. *Psychiat Pflege, 18*(3), 143-145. DOI: 10.1055/s-0032-1313734

Rauhes Haus (2019). Verfügbar unter: https://www.rauheshaus.de/home.html [14.07.2019]

Richter, D., Hertig, R. Hoffmann, H. (2016). Psychiatrische Rehabilitation – von der Stufenleiter zur unterstützten Inklusion. *Psychiat Praxis, 43*(8), 444-449. DOI: 10.1055/s-0042-105859

Schädle-Deininger, H. (2008). *Basiswissen: Psychiatrische Pflege.* Bonn: Psychiatrie-Verlag.

Schölkopf, M. & Pressel, H. (2014). *Das Gesundheitswesen im internationalen Vergleich. Gesundheitssystemvergleich und europäische Gesundheitspolitik.* (2., aktualisierte und erweiterte Auflage). Berlin: MWV.

Schweizerische Eidgenossenschaft (2016). *Die Zukunft der Psychiatrie in der Schweiz.* Verfügbar unter: https://sbap.ch/wp-content/uploads/2017/06/Bericht_Zukunft_Psychiatrie_DE.pdf [27.06.2019]

SGSP (2019). *Wie wir Sozialpsychiatrie verstehen.* Verfügbar unter:

https://www.sozialpsychiatrie.ch/Sozialpsychiatrie/PCBHI/ [23.06.2019]

Spengler, A. (2012). Psychiatrische Institutsambulanzen: Leistungsfähig, bedarfsgerecht und innovativ. *Deutsches Ärzteblatt 2012, 109*(40), 1981-1983.

SRF (2018). Chance *»Home Treatment«*. Verfügbar unter: https://www.srf.ch/news/schweiz/chance-home-treatment-hilfe-fuer-die-psyche-zuhause-statt-in-der-klinik [09.08.2019]

Stengler, K., Riedel-Heller, S., Gühne, U. & Becker, T. (2015). Gemeindepsychiatrische Versorgung. *Psych up2date, 9*(2), 113-128. DOI: 10.1055/s-0041-100094

Stocker, D., Jäggi, J., Legler, V. & Künzi, K. (2018). *Erfolgskriterien mobiler Dienste in der Psychiatrie.* Bern: Bundesamt für Gesundheit.

Stocker, D., Stettler, P., Jäggi, J., Bischof, S., Guggenbühl, T., Abrassart, A. et al. (2016). *Versorgungssituation psychisch erkrankter Personen in der Schweiz.* Bern: Bundesamt für Gesundheit.

Supported Employment Schweiz (2019). *Die Entwicklung in der Schweiz.* Verfügbar unter: https://www.supportedemployment-schweiz.ch/Wissen/Modell-und-Umsetzung/Entwicklung-in-der-Schweiz/PIWZL/ [02.08.2019]

Ujeyl, M. & Rössler, W. (2019). Entwicklungslinien und gegenwärtiger Stand von Public Mental Health in Deutschland. In A. Bramesfeld, M. Koller & H.-J. Salize (Hrsg.). *Public Mental Health. Steuerung der Versorgung für psychisch kranke Menschen.* (S. 61 – 75). Bern: Hogrefe.

UPD (2019). Verfügbar unter: https://www.upd.ch/de/ [14.07.2019]

Verein für Gassenarbeit Schwarzer Peter (2018). *Peter – Ausgabe 42. Housing First.* Verfügbar unter: http://www.schwarzerpeter.ch/wp-content/uploads/2018/11/peter_42_web.pdf [02.08.2019]

Verein für Sozialpsychiatrie e.V. (2019). *Betreutes Wohnen in Familien.* Verfügbar unter: http://www.bwf-info.de/bwf_e1/index.htm [10.08.2019]

Waldenburger, N. (2018). *Unterstützte Beschäftigung nach § 55 SGB IX – Teil I: Ein Blick auf die Entstehungsgeschichte von „Supported Employment".* Verfügbar unter: https://www.reha-recht.de/fileadmin/user_upload/RehaRecht/Diskussionsforen/Forum_A/2018/A2 1-2018_Unterstuetzte_Beschaeftigung_Teil_I.pdf [02.08.2019]

Wyder, L., Fawcett, C., Hepp, U., grosse Holtforth, M. & Stulz, N. (2018). Wie gelingt Home Treatment in der Praxis? Eine qualitative Studie unter Einbezug von Patienten, Angehörigen und Mitarbeitenden. *Psychiat Praxis 2018, 45,* 405-411. DOI: 10.1055/a-0665-6094

Zhou, M. & Gerber-Grote, A. (2013). *Schweiz.* In K. W. Lauterbach, S. Stock & H. Brunner (Hrsg.), *Gesundheitsökonomie. Lehrbuch für Mediziner und andere Gesundheitsberufe.* (3., vollständig überarbeitete Aufl., S. 215-219). Bern: Verlag Hans Huber.

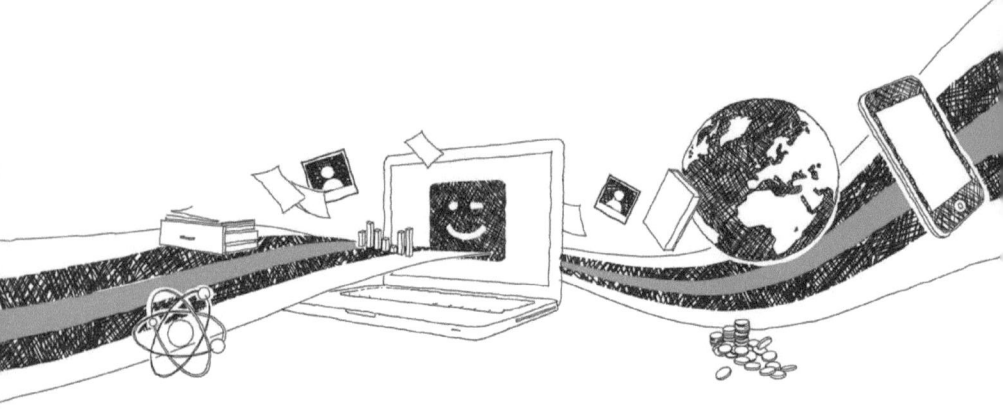
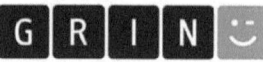